COMMISSION

D'HYGIÈNE ET DE SALUBRITÉ

DU IXᵐᵉ ARRONDISSEMENT

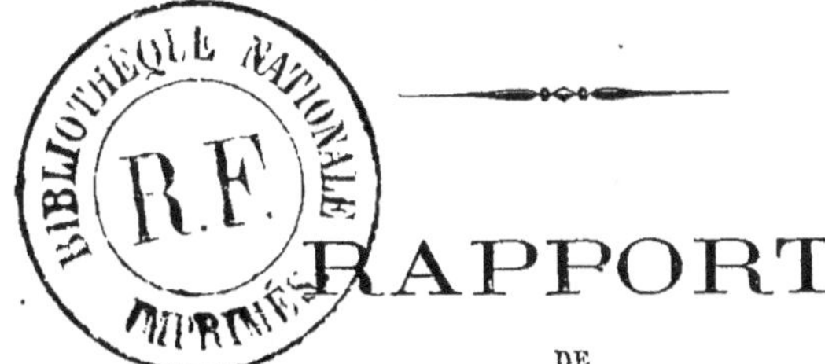

RAPPORT

DE

LA SOUS-COMMISSION

Chargée d'examiner les conditions hygiéniques et autres

DE

LA CONSOMMATION DES VIANDES SALÉES

PIERRE THOMAS

RAPPORTEUR

PARIS

IMPRIMERIE CENTRALE DES CHEMINS DE FER

A. CHAIX ET Cⁱᵉ

RUE BERGÈRE, 20, PRÈS DU BOULEVARD MONTMARTRE.

1870

COMMISSION D'HYGIÈNE ET DE SALUBRITÉ

DU IXME ARRONDISSEMENT

RAPPORT

DE

LA SOUS-COMMISSION

Chargée d'examiner les conditions hygiéniques et autres

DE

LA CONSOMMATION DES VIANDES SALÉES

Les renseignements que vous avez demandés à votre sous-Commission sont de deux natures ; il s'agissait :

1° De déterminer l'influence que peut avoir sur la santé publique l'introduction exclusive dans l'alimentation des viandes salées en remplacement de la viande fraîche, et de rechercher les moyens de parer aux mauvais effets de cette influence ;

2° D'indiquer au point de vue de l'économie domestique les meilleurs modes de préparation et d'utilisation de ces viandes.

Il a paru hors de doute à votre sous-Commission que l'usage exclusif de la viande salée doit amener chez les individus condamnés à ce régime une tendance à la constipation et à un état général d'irritation du tube digestif, peut-être même à des affections spéciales dans le détail desquelles le but et le cadre de ce rapport rendent inutile d'entrer à notre avis.

Il y a donc lieu, nous le pensons, à prémunir la population contre le danger que peut offrir l'usage *exagéré* des salaisons, tout en lui indiquant, le cas échéant, les moyens d'y parer autant que le permettront les circonstances.

Nous insistons sur les mots *exagéré* et *exclusif* parce que, selon nous, l'introduction de la viande salée dans l'alimentation journalière est tout-à-fait inoffensive, même dans le cas de privation absolue de viande fraîche, si d'une part cette introduction a lieu par quantités modérées, et surtout si la salaison ne sert pour ainsi dire que de *base azotée* à une nourriture végétale, nous savons tous que, dans bien des contrées de la France, la nourriture journalière des paysans consiste dans la vulgaire *soupe au lard*, dont l'élément nutritif principal est constitué par des légumes, et dans laquelle la viande salée n'entre que comme complément azoté et en faible proportion. Ce mets est certes des plus salubres.

Donc, tant que les légumes frais, y compris les pommes de terre, ne feront pas absolument défaut, ou qu'on pourra les suppléer par certaines conserves ou même, au besoin, par des légumes secs ou du riz, la seule précaution à recommander sera de n'introduire le bœuf salé dans la confection des mets que de la même manière et dans la même proportion que l'on ferait du lard en temps ordinaire.

Au jour où nous serons réduits au manque absolu ou

relatif de légumes et où nous devrons consommer nos salaisons comme aliment exclusif, les précautions à prendre porteront sur deux points : *précaution préventive*, consistant à restituer à la viande salée l'eau qui lui manque, et lui enlever l'excès de sel qui peut la rendre malsaine ; *précaution thérapeutique*, contrebalancer dans l'économie les effets irritants de cette alimention par l'absorption de substances ayant les effets contraires, comme quelques laxatifs appropriés.

Pour le premier point, le trempage plus ou moins prolongé dans l'eau est le procédé qui s'indique de lui-même ; il sera d'autant plus nécessaire et devra être d'autant plus prolongé que la viande à consommer sera plus ancienne et plus salée. — (Nous donnons plus loin un procédé de trempage qui donne les meilleurs résultats.)

Pour le second, l'usage de la rhubarbe prise à la dose d'un gramme avant chaque repas, ou l'addition dans l'eau de table d'un ou deux grammes de crème de tartre par litre, suffiront pour la plupart des individus. Bien souvent même sans avoir recours à des laxatifs proprement dits, comme ceux que nous venons de citer, l'usage comme dessert à chaque repas du pain d'épice ou du miel (aliments qui ne nous manqueront pas), maintiendra parfaitement l'équilibre dans les fonctions digestives.

Il sera bon d'éviter plus particulièrement qu'à l'ordinaire les excès de substances irritantes, telles que le tabac, le café et les liqueurs ; on facilitera, au grand avantage de la santé générale, les fonctions de la peau, en prenant tous les huit jours un bain alcalin (150 gr. de sous-carbonate de soude par bain entier).

PRÉPARATION DOMESTIQUE DES SALAISONS

Les viandes salées que nous aurons à nôtre disposition, qu'elles proviennent des approvisionnements de l'Etat ou des réserves particulières, ne sont pas d'une préparation uniforme; depuis la viande dite *à demi-sel*, jusqu'à celle salée en plein, nous aurons à consommer des viandes à tous les degrés de salaisons, et l'on comprend qu'une viande saturée de sel, par exemple, ne peut ni se consommer ni se préparer de la même façon que celle qui en contiendra peu.

Cette dernière, après un trempage médiocre, peut remplacer sans inconvénient et presque sans différence de goût la viande fraîche dans l'alimentation; la seconde devra s'assimiler aux salaisons de grande provision, comme le lard, les jambons de Lorraine et de Bretagne, etc., etc.

Viande demi-sel.

Pour la consommer en guise de viande fraîche, la faire tremper à grande eau froide pendant 5 à 6 heures, la traiter ensuite comme de la viande ordinaire, sauf les observations suivantes :

Pot au feu. — La viande salée cuit beaucoup plus vite que la viande fraîche; on devra donc, au contraire de ce qui se pratique habituellement, mettre ensemble la viande avec les légumes; pour un morceau d'un ou deux kilogrammes, trois ou quatre heures d'ébullition suffisent. (Nota. Il est inutile, à moins que le morceau ne soit très-petit, de saler le pot au feu; un trempage à l'eau froide laisse toujours assez de sel dans la viande pour suffire au bouillon).

Viande grillée. — La viande dessalée sera coupée en tranches d'épaisseur convenable et plongée pendant cinq minutes dans l'eau bouillante (hors du feu), on essuiera les tranches avec une serviette, de manière à les bien sécher, et l'on fera cuire à l'ordinaire sur le gril ou dans la poêle.

Les deux indications ci-dessus peuvent servir de type et d'instruction générale pour toutes les autres préparations culinaires.

Viande à plein sel.

Pour arriver à la dessaler assez complétement pour qu'elle puisse être consommée comme viande fraîche, il sera nécessaire : 1° d'opérer sur des morceaux plus petits, 2° de lui faire subir un trempage beaucoup plus prolongé, en ayant la précaution de renouveler plusieurs fois l'eau ; un trempage de vingt-quatre heures, pendant la durée duquel on aura changé l'eau trois ou quatre fois, suffira ordinairement. Pour obtenir un des salage complet, on pourra avoir recours à l'opération suivante : Après le trempage à l'eau froide, mettez la viande dans de nouvelle eau fraîche que vous chauffez doucement jusqu'à commencement d'ébullition (cette dernière eau sera jetée comme les autres). Retirez alors la viande pour l'accommoder.

Par ce traitement complet, la viande sera débarrassée de la presque totalité de son sel, mais bien entendu aux dépens d'une bonne partie de sa saveur.

Si l'on veut utiliser la viande salée dans sa nature,

on peut la traiter exactement comme du lard ou du jambon pour la confection de soupes aux choux ou aux légumes secs, pour la servir bouillie sur un plat de riz ou de purée quelconque; on peut encore la faire cuire à la manière du jambon et la conserver ainsi pour être mangée froide.

Un procédé fort pratique au moyen duquel on peut beaucoup hâter le dessalage de la viande, est le suivant indiqué par le savant Payen :

Ayez une terrine ou un seau percé d'un très-petit trou dans le fond; placez-y la viande et mettez ce récipient sous un robinet; remplissez d'eau, et quand le vase est plein, réglez l'ouverture de votre robinet de telle manière que son débit étant égal à la sortie de l'eau par le petit trou du fond, le niveau reste constant; de cette façon l'eau chargée de sel s'écoulant au fur et à mesure, et la viande baignant toujours dans l'eau pure, vous arrivez à dessaler un morceau en douze heures au moins aussi complétement qu'en vingt-quatre heures par un trempage ordinaire (1).

---

(1) Pendant que nous préparions ce petit travail, un de nos collègues a soumis à notre appréciation un produit qui nous a paru mériter l'attention, et nous en dirons deux mots à titre de simple remarque, car il est trop tard maintenant pour songer à en préparer quelque quantité, la viande vivante faisant presque absolument défaut. Nous regrettons seulement que l'Administration n'en ait pas eu connaissance à l'époque où elle aurait pu utiliser le procédé.

Il s'agit d'une viande à peine salée, mais légèrement fumée, ce qui en permet la conservation pendant un temps assez long; cette viande se rapproche beaucoup, par l'aspect et le goût, de la viande fraîche après le moindre dessalage; sa préparation, à ce que nous a affirmé la personne qui a appliqué le procédé, ne demande que trois ou quatre jours, et véritablement le produit était fort remarquable; nous renverrons les personnes que des détails peuvent intéresser, à M. Dubrac, 6, rue Rougemont, applicateur de ce procédé dont l'invention est due à M. Martin de Lignac.

QUELQUES RECETTES CULINAIRES.

Pour compléter ce travail et lui ajouter un degré de plus d'utilité pratique, nous donnerons ici quelques recettes appropriées à la nature des viandes que nous avons à consommer.

Laissant de côté la viande très-peu salée, qui sera la grande exception dans notre alimentation actuelle, nous prendrons pour type celle qui se distribue aujourd'hui, — viande préparée par le procédé Wilson et emmagasinée dans une forte saumure; c'est en quelque sorte une salure moyenne, et une viande qui a conservé assez d'eau pour pouvoir se tremper aisément.

Pot-au-feu.

Prenez un morceau de plat de côtes ou tout autre contenant une bonne proportion d'os et de graisse : mettez-le à tremper dans l'eau froide pendant vingt-quatre heures, en ayant soin de changer l'eau trois ou quatre fois ; mettez au pot à l'eau froide en même temps que les légumes secs (vous ajouterez les légumes frais, si vous en avez, lorsque l'eau sera bouillante), — ne

salez pas votre bouillon, — la viande s'en chargera;
laissez cuire jusqu'à cuisson des légumes.

Le bouilli pourra être mangé, soit en nature servi
avec les légumes, soit grillé, s'il s'agit d'un morceau de
poitrine; nous recommandons cette dernière pratique.

Soupe à la Farine.

Le bouillon de viande dessalée manque naturellement
beaucoup de succulence; c'est autant pour lui en restituer que dans un but hygiénique, que nous recommandons l'addition d'une grande quantité de légumes.

Faute de ces derniers, ou pour faire diversion, voici
une recette qui donne un potage excellent.

Faites roussir à sec et sans beurre de la farine dans
une poêle (environ une cuillerée pour deux bons po-
tages), quand elle est de bonne couleur, délayez-la
dans la poêle même, mais hors du feu, avec un peu de
votre bouillon; quand elle est bien délayée sans gru-
meaux, mélangez-la au reste du bouillon, et versez
le potage sur des croûtons frits ou des tranches de pain
grillé.

Ragoût aux pommes de terre.

Nous rappelons ici la recette du ragoût ordinaire,
parce que c'est, selon nous, la meilleure manière d'accommoder la viande dessalée.

Faites revenir dans de la graisse (graisse de cheval
si vous pouvez vous en procurer, c'est incomparable-

ment la meilleure) votre viande coupée par morceaux ;
retirez-la et faites un roux bien monté en couleur ;
mouillez d'eau ou de bouillon ; ajoutez poivre, bouquet
garni, une gousse d'ail, *peu ou point de sel ;* remettez
votre viande avec des pommes de terre ; laissez cuire à
petit feu.

Ragoût au riz.

Le riz remplace fort bien les pommes de terre dans
la recette précédente ; seulement, il demande à être
beaucoup moins cuit pour bien garder sa saveur ; on
mouillera beaucoup plus abondamment son roux, et
l'on ajoutera le riz seulement une demi-heure avant la
cuisson de la viande.

Beefsteaks au risotto.

Le risotto est un plat d'une grande simplicité, et
excellent quand il est bien fait ; il constitue un sup-
port fort agréable pour des tranches de viandes cuites
sur le gril ou à la poêle.

Au lieu de faire dessaler votre viande en un seul
morceau, débitez-la d'abord en tranches que vous bat-
trez avec le plat du couperet ; mettez ces tranches à
l'eau froide pendant vingt-quatre heures, en changeant
l'eau comme il a été dit ; au moment de les cuire,
plongez-les cinq minutes dans l'eau presque bouillante ;
retirez-les, séchez-les soigneusement dans un linge, et
faites-les cuire sur le gril ou à la poêle ; servez-les sur
un plat de risotto qui se prépare comme il suit :

Hachez fin un ognon, faites-le revenir de bonne couleur dans la graisse; ajoutez un bouquet de persil, sel, poivre, muscade en bonne quantité et safran selon votre goût; mettez dans ce fonds votre riz et mouillez avec du bouillon au fur et à mesure qu'il se gonfle; ne laissez pas cuire plus d'un quart d'heure; le riz dans le risotto demande à être un peu sec plutôt que crevé; ajoutez, au moment de servir, un peu de fromage râpé.

A défaut de bouillon, on peut faire usage d'extrait Liebig délayé dans l'eau tiède.

Le fromage, qui est de fondation pour relever le goût, peut se suppléer (sinon se remplacer) par un anchois pilé et mis en pâte claire avec un peu d'huile d'olive (nous ne parlons pas de beurre, pour cause).

Bœuf salé naturel.

Prenez un gros morceau de viande salée (aloyau ou culotte), dessalez-le si vous voulez, mais seulement six ou huit heures à l'eau froide; nouez-le dans un linge serré et placez-le dans une marmite avec un bon assaisonnement : thym, laurier, ail, ognons, clous de girofle, carottes, persil, céleri; mouillez d'eau, ou mieux d'une bouteille de vin blanc; mettez au feu et laissez cuire jusqu'à ce qu'une lardoire le pénètre facilement; retirez et laissez refroidir dans l'enveloppe. Ne perdez pas la cuisson qui sera excellente pour relever le goût d'autres mets, quoique trop salée pour être utilisée seule.

Bœuf salé en pâté.

Dessalez comme le précédent ; faites-le cuire de même, mais à moitié seulement ; développez-le avant qu'il soit froid pour le désosser et le parer ; mettez-le refroidir dans une terrine ronde, en le chargeant d'un poids ; étant refroidi, enveloppez-le d'une abaisse de pâte brisée comme pour pâté (on peut faire de fort bonne pâte en y remplaçant le beurre par du saindoux, ou, mieux, de la graisse de cheval) ; mettez au four.

Pour lui donner plus de délicatesse, retirez-le du four presque cuit, et introduisez par l'évent un petit verre de vin de Madère ou de bonne eau-de-vie ; remettez au four une demi-heure pour achever de cuire et incorporer le vin.

———

Nous terminerons par les recommandations générales suivantes au point de vue hygiénique.

La viande salée devenant l'unique élément azoté de la nourriture, il faut en introduire le moins possible dans l'alimentation ; manger plus de pain et plus de légumes que de viande, surtout si on la consomme avec son sel.

Si par goût ou par besoin, on doit manger une proportion notable de viande chaque jour, il est indispensable, dans l'intérêt de la santé, de la faire toujours dessaler le plus possible.

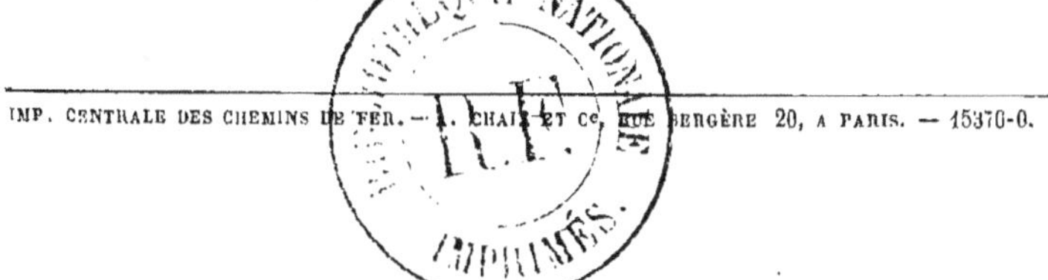

IMP. CENTRALE DES CHEMINS DE FER. — A. CHAIX ET Cᵉ, RUE BERGÈRE 20, A PARIS. — 15370-0.